AF331981

*(Conserver la couverture)*
*245*

## Augmentation progressive du nombre des Aliénés

### DANS LE RHONE

# ASSISTANCE A DOMICILE

## ET COLONIES FAMILIALES

*Par le Dr VIALLON*

MÉDECIN A L'ASILE DE BRON

LYON
IMPRIMERIE EMMANUEL VITTE
*Rue de la Quarantaine, 18.*

1901

# ASSISTANCE A DOMICILE
## ET COLONIES FAMILIALES

Par le D' VIALLON

MÉDECIN A L'ASILE DE BRON

Pendant la dernière période décennale (1891-1900), le nombre des aliénés internés à l'asile de Bron, a subi une augmentation inquiétante. Ce nombre qui n'était que de 1.497 au 31 décembre 1891, est de 1.622 au 31 décembre 1900, soit une augmentation de 125 unités, chiffre assez élevé mais ne représentant pas l'augmentation réelle du nombre des hospitalisés. Depuis 1897, en effet, Bron a transféré dans les asiles voisins une certaine partie de ses aliénés incurables (98 femmes et 20 hommes). De plus, en 1898, pendant six mois environ, le département du Rhône a envoyé à Saint-Jean de Dieu toutes ses admissions hommes, au nombre de 50 environ dont 20 à peu près sont encore en traitement.

Si, aux 125 nous ajoutons ces malades transférés ou internés à Saint-Jean de Dieu, nous arrivons au chiffre de 263 représentant à peu près exactement l'augmentation décennale, c'est-à-dire plus de 26 malades par an.

Cette augmentation progressive n'est pas particulière au Rhône mais se constate dans presque tous les asiles et surtout dans ceux qui sont à proximité d'un grand centre, et a obligé la plupart des départements à prendre les mesures nécessaires. Pour le Rhône une solution s'impose à brève échéance.

Jusqu'à présent on a pu parer à cet afflux toujours croissant des malades par des transférements dans des asiles privés. Mais actuellement, ces derniers, encombrés eux-mêmes, ne peuvent plus recevoir de malades et, d'autre part, ce système de désencombrement ne paraît pas devoir être encouragé. Il a déjà été condamné, il y a plus de 32 ans, par M. le Préfet du Rhône, alors qu'il était question de créer l'asile de Bron, le quartier de l'Anti-quaille étant devenu insuffisant pour les aliénés du département : « Je ne parle pas ici des difficultés de surveillance qui résulte-raient de cette dispersion dans un grand nombre de centres diffé-rents ; je ferai seulement remarquer que les aliénés ainsi répartis ne se trouveraient probablement pas dans de meilleures conditions de logement, d'hygiène, d'alimentation et de soins médicaux, attendu que les asiles privés voudraient faire des bénéfices sur les prix de journées qu'ils recevraient et que nous n'aurions en outre aucune garantie pour le bien-être de ces infortunés » (1).

Actuellement, au Conseil général, la question se pose : soit de l'agrandissement de l'asile de Bron, soit de la création d'un nou-vel asile. « Pour satisfaire aux instructions de M. le Ministre, dit M. le Préfet du Rhône (2) un projet d'agrandissement comprenant plans et devis, a été dressé sur les indications de l'administration de l'asile ; ce projet a été soumis à l'avis de la commission de surveillance et adopté par elle dans sa séance du 16 août dernier. Il comportait une dépense totale de 2.124.318 fr. 44. Cette affaire a été préalablement transmise au Ministère pour être soumise au Conseil des inspecteurs généraux de l'assistance publique. Dans un avis, en date du 16 décembre 1899, cette assemblée, tout en donnant un avis favorable en principe aux plans qui lui ont été soumis, a exprimé l'avis que l'attention du Conseil général devait être préalablement appelée sur l'intérêt qu'il pourrait y avoir à procéder soit au dédoublement de l'asile actuel, soit à la création d'un nouvel asile. Il a, en conséquence, sursis à l'approbation définitive des plans jusqu'au moment où le Conseil général aura exprimé son avis sur la question. »

La question est donc actuellement pendante devant le Conseil général et sous peu il sera certainement pris une décision, que l'on se décide pour l'agrandissement de l'asile de Bron ou pour la créa-tion d'un nouvel asile.

*
*

Ne pourrait-on pas trouver une autre solution tout aussi pratique et probablement moins coûteuse : l'assistance familiale directe et la création d'une colonie familiale d'aliénés inoffensifs.

(1) *Gazette médicale de Lyon*, 20 septembre 1868.
(2) Première session de 1900. Rapports de M. le Préfet, fasc. suppl., p. 201.

1° *Assistance familiale directe*, consistant à remettre à leur famille et même à leurs amis, les malades inoffensifs (quelques idiots et imbéciles, quelques épileptiques, certains chroniques et déments vésaniques ou séniles, malades ayant le plus souvent besoin de surveillance pour leur sécurité personnelle) en payant à la famille, d'ordinaire nécessiteuse, un secours journalier qui peut varier de 0 fr. 50 à 1 fr. 50, comme cela se pratique d'ailleurs pour les infirmes ou incurables indigents du département. Il est certain que beaucoup de familles se chargeraient volontiers, dans ces conditions, du soin et de la surveillance de leurs malades. Il suffirait de généraliser et de simplifier une mesure qui n'est actuellement qu'exceptionnelle.

Certains convalescents pourraient aussi bénéficier de cette mesure, le médecin hésitant souvent à mettre en liberté des malades très améliorés, mais sans ressources.

2° *Assistance familiale indirecte : colonies familiales.* Pour ceux qui n'ont ni parents, ni amis en situation de les recevoir, il sera possible de créer une colonie familiale, ce genre d'hospitalisation offrant de multiples avantages.

La colonie de Gheel, fondée en 1800 pour désencombrer l'asile de Bruxelles, fut la première tentative heureuse qui servit d'exemple pour la création de colonies similaires en Ecosse, en Autriche, en Allemagne, en Russie, en Amérique.

Ce n'est qu'en 1892, à la suite des rapports du Dr Marie, que le département de la Seine, devant l'augmentation progressive du nombre de ses aliénés et la nécessité qui s'imposait de construire de nouveaux asiles, se décida à créer une colonie familiale à Dun-sur-Auron, dans le Cher. Ce fut le Dr Marie, désigné plus que tout autre par ses études antérieures, qui fut appelé à la tâche difficile de procéder à cette création. Les résultats obtenus ont été si encourageants qu'une seconde colonie (pour hommes) vient d'être installée à Ainay-le-Château (Allier).

A la suite de l'heureuse tentative de Dun, il paraît se dessiner un courant pour l'assistance familiale, comme le montrent les propositions de loi et rapports de MM. Georges Berry, Reynach et Lafont en 1893 et en 1894. D'autre part, certains départements (Bouches-du-Rhône, Vosges, Loiret, Nord, Sarthe, Basses-Pyrénées, Vendée) ont mis à l'étude cette question. MM. les Drs Rey (d'Aix), Girma (de Pau), Dufour (de Saint-Robert), et M. l'Inspecteur de l'Assistance publique des Vosges ont préconisé l'assistance familiale pour les aliénés chroniques inoffensifs de leurs départements. Le département des Vosges ainsi que ceux du Cher et de l'Allier, ont proposé de placer à Dun même un certain nombre de leurs chroniques, particulièrement des imbéciles adultes (1).

Enfin en 1900, aux Congrès internationaux, sur la proposition du Dr Marie, le vœu suivant a été émis : « Le Congrès international d'assistance publique et de bienfaisance privée, considérant les résultats décisifs obtenus à Dun par l'assistance familiale des aliénés de la Seine, émet le vœu que cette méthode soit érigée en système d'assistance générale par le placement des malades, soit dans leurs familles, soit dans des familles étrangères, sous une surveillance médicale. »

Au 31 décembre 1899, il y a 651 malades présentes à Dun et, pour 1901, on en prévoit 900.

La colonie de Dun doit être prise, croyons-nous, comme modèle de colonie familiale. Quelles sont les catégories d'aliénées hospitalisées à Dun ? Comment fonctionne et s'administre la colonie ?

Les médecins des asiles de la Seine choisissent périodiquement un certain nombre de malades incurables destinées à Dun et, en principe des malades suffisamment valides, ayant passé l'âge de la ménopause, ne présentant plus que de l'affaiblissement intellectuel ou un délire suffisamment éteint par la démence. En fait, devant les résultats obtenus, on a pu s'écarter de cette ligne de conduite et envoyer des gâteuses, même des malades en puissance d'un délire actif, sans affaiblissement intellectuel appréciable (des lypémaniaques, des persécutées...), des femmes qui n'ont point encore passé l'âge de la ménopause. Parmi les incurables, doivent évidemment être éliminées les mélancoliques suicide, les érotiques, les imbéciles réglées qui ne sauraient pas d'elles-mêmes opposer un obstacle aux tentatives génitales, les hystériques, les perverties morales, les impulsives.

A Dun, en 1898, les démentes séniles et organiques représentent 43 % des hospitalisées, les persécutées systématisées 18,5 %, les mélancoliques 13,3 %, les maniaques chroniques 1,8 %, les imbéciles 3,7 %, les paralytiques générales 1,8 %, les démentes vésaniques, les débiles, les héréditaires, etc., 18 % (2).

(1) Voir le rapport du Dr Marie, directeur médecin-chef de Dun-sur-Auron. Année 1899.

(2) MARIE et VIGOUROUX. Quelques réflexions sur l'assistance familiale, *Revue de Psych.*, 1898, p. 303.

Les malades à Dun sont placées chez des « nourriciers ». Un nourricier peut avoir jusqu'à 6 malades. L'administration fournit le trousseau, l'entretient et paie un prix de journée de 1 fr. 10 par malade. Le médecin de la colonie est chargé de la répartition des aliénés chez les nourriciers ; il les garde au moins pendant vingt-quatre heures au siège central de la colonie, dans une infirmerie spéciale, afin de se rendre compte de leur état mental et déterminer ainsi plus sûrement la famille qui leur conviendra. On est obligé aussi, pour les persécutées surtout, d'opérer quelquefois des changements de nourriciers.

Le centre médical comprend : 1° une section de gâteuses (non encore ouverte) ; 2° une infirmerie pour les affections organiques qui ne peuvent pas être soignées chez le nourricier ou lorsque ce dernier ne veut pas se charger des soins nécessaires ; 3° une infirmerie d'observation pour l'examen avant placement des aliénées envoyées par la Seine et pour les malades qui, par suite d'un état mental passager (accès d'agitation de peu de durée, par exemple), doivent être momentanément retirées. La direction de ces deux infirmeries est confiée à deux femmes du pays qui logent à la colonie, mais qui n'ont pas de traitement fixe, car elles reçoivent, comme les autres nourriciers, 1 fr. 10 par jour et par malade.

Tout le personnel de la colonie (laquelle comprend près de 900 aliénées) consiste en deux médecins (un médecin-directeur et un médecin-adjoint), en un régisseur faisant les fonctions de receveur économe, en un « préposé à la visite des placements » qui fait quotidiennement des tournées dans la ville, et en un assistant chargé de la pharmacie rudimentaire qui se trouve au siège central de la colonie.

Lorsqu'une malade persiste pendant un certain temps à s'agiter trop violemment, ou lorsque son placement ne devient plus possible (impulsions, idées de suicide, etc.), elle est transférée à l'asile de Beauregard, en vertu d'un traité passé entre les départements du Cher et de la Seine (1).

La création d'une colonie familiale pour les aliénés du Rhône, sur le modèle de celle de Dun-sur-Auron, serait avantageuse pour le département, puisque, même en affectant 1 fr. 35 de prix de

(1) Renseignements dûs à l'obligeance du D<sup>r</sup> Truelle, médecin-adjoint à Dun-sur-Auron.

journée à chaque malade et ce chiffre pourrait être certainement réduit pour certains aliénés susceptibles de rendre quelques services chez leurs nourriciers, on éviterait encore la dépense résultant de l'agrandissement de l'asile de Bron ou de la création d'un nouvel asile (pour cette création les devis s'élèvent à plus de deux millions).

Avec ses colonies familiales la Seine réalise un bénéfice important, tout en améliorant le bien-être de ses aliénés. Pour les asiles de la Seine, le prix de la journée varie entre 2 fr. 10 et 2 fr. 80, tandis qu'à Dun le prix de journée prévu pour 1901 est de 1 fr. 40, 1 fr. 10 pour le nourricier et 0 fr. 30 pour les frais généraux. Parmi les frais généraux, le renouvellement et l'entretien du trousseau occupent la première place, quelques autres concernent les allocations aux travailleurs, les douceurs aux malades, les primes aux nourriciers, etc.

De 1892 à 1901, les dépenses totales d'installation, comprenant la première mise pour trousseaux, se sont élevées à 147.693 fr. 85 centimes, et cela pour 900 malades prévues en 1901.

Ce que la Seine a fait avec un plein succès devrait être un encouragement pour le Rhône à imiter un exemple fertile en résultats pratiques. Ce qu'il faut seulement au début, et cela pour vaincre les résistances initiales des habitants et aussi façonner peu à peu le personnel, c'est de choisir des malades valides, très tranquilles, et susceptibles de rendre quelques services dans les familles. Ainsi, celles-ci voient s'évanouir leur crainte du « fou », et alors on peut leur confier des malades d'un maniement plus délicat.

La création d'une colonie familiale aurait non seulement pour effet de parer, d'une façon économique, à l'encombrement progressif de l'asile de Bron, mais encore de favoriser le traitement des aliénés curables. En éliminant de l'asile les aliénés chroniques inoffensifs qui n'ont besoin d'aucun traitement spécial, mais qui cependant occupent le médecin, ce dernier pourra diriger toute son attention sur les aliénés curables et leur prodiguer tous les soins nécessaires.

Ce serait là le premier pas vers la réalisation de l'hôpital de traitement pour les aliénés : « La poussée du progrès, dit M. Brousse (1), entraîne les médecins de tendances arriérées les plus timides..... Le département de la Seine, le département de

_______

(1) Brousse. *Revue municipale* (décembre 1897), cité par Marie.

Paris, marche en tête. Nettement on perçoit, dans la masse jadis inorganique de l'asile, les grandes lignes de l'être organisé nouveau, la clinique, l'hôpital, l'hospice, la colonie, l'outil se modifiant avec la division du travail, s'appropriant à la besogne diverse. Les jours de l'asile, de la galerie d'aliénés, sont comptés. »

Lyon. — Imprimerie Emmanuel VITTE, rue de la Quarantaine, 18

www.ingramcontent.com/pod-product-compliance
Lightning Source LLC
LaVergne TN
LVHW050225060726
842525LV00007B/2541